RAHEL HIRSCH

Umschlagseite vorn:
Ausschnitt Foto Prof. Dr. Rahel Hirsch 1913
(siehe Seite 6)

HEDVAH BEN ZEV

RAHEL HIRSCH

Preußens erste Medizinprofessorin

HENTRICH & HENTRICH

STIFTUNG NEUE SYNAGOGE BERLIN
CENTRUM JUDAICUM

JÜDISCHE MINIATUREN
Lebensbilder • Kunst • Architektur
Herausgegeben von Hermann Simon

Band 24 Rahel Hirsch

Ganzer Straße 10, 16866 Teetz

Druck: Brandenburgische Universitätsdruckerei und Verlagsgesellschaft Potsdam mbH

1. Auflage 2005
Printed in Germany
ISBN 3-933471-82-6

Inhalt

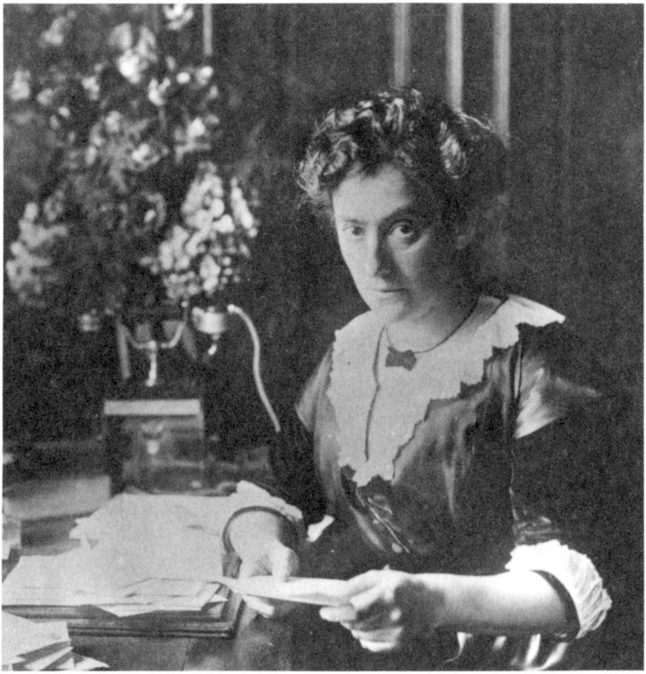

Prof. Dr. Rahel Hirsch 1913 an ihrem Schreibtisch

Rahel Hirsch

Ein Denkmal in der Charité

Die Charité in Berlin ist nicht einfach ein Krankenhaus mit ein paar Nebengebäuden, es ist eine richtige kleine Stadt mit vielen Häusern, Straßen und Parkplätzen, einem Museum, hübschen Grünanlagen mit Bänken und einer Caféteria. An den Straßen stehen Büsten von Professoren, die an der Charité gewirkt und Außergewöhnliches geleistet oder entdeckt haben. Alle diese übermannshohen, mit Grünspan überzogenen Büsten zeigen würdige Herren mit Vollbart, die wohlwollend auf den Besucher herabblicken. Mit einer Ausnahme: Auf der Terrasse des Versorgungszentrums der Charité steht das einzige Denkmal für eine Frau, Rahel Hirsch. Die Berliner Bildhauerin Susanne Wehland schuf die symbolträchtige Bronzefigur 1995. In »Charité. Fotografischer Rundgang durch ein Krankenhaus« steht: »Sie stellt auf beeindruckende Art die Frau (Kopfteil der Figur mit modischem Kragen) dar, die Wissenschaftlerin (der trichterförmige, einem Laborgerät nachempfundene Oberkörper mit Andeutungen von Reagenzgläsern sowie der Gelehrtenhand) und die von der Gesellschaft auf ihre Rolle festgelegte Frau (der umschlossene, eingeengte Rumpf und Unterkörper, aus dem – vorwitzigerweise – der linke Fuß hervortritt, als Zeichen des Aufbruchs aus den Zwängen).«

Denn der Lebensweg der Rahel Hirsch verlief für die Zeit, in die sie geboren wurde, ungewöhnlich und zielstrebig. Sie war eine der ersten Frauen in Deutschland, die Medizin studierten, und sie war die dritte Frau in Deutschland und die erste Ärztin in Preußen, die mit dem Professorentitel ausgezeichnet wurde. Und zu allem Überfluss entstammte sie einer der bekanntesten jüdischen Familien in Deutschland. Und trotzdem ist sie fast vollständig vergessen, ihr Name erscheint nur noch in den größeren medizinischen Nachschlagewerken. Dass das so ist, liegt nur zu einem kleinen Teil an ihrer Vertreibung aus Deutschland, es liegt zum größten Teil daran, dass sie etwas entdeckt hat, was ihre männlichen Kollegen nicht bereit waren zu akzeptieren.

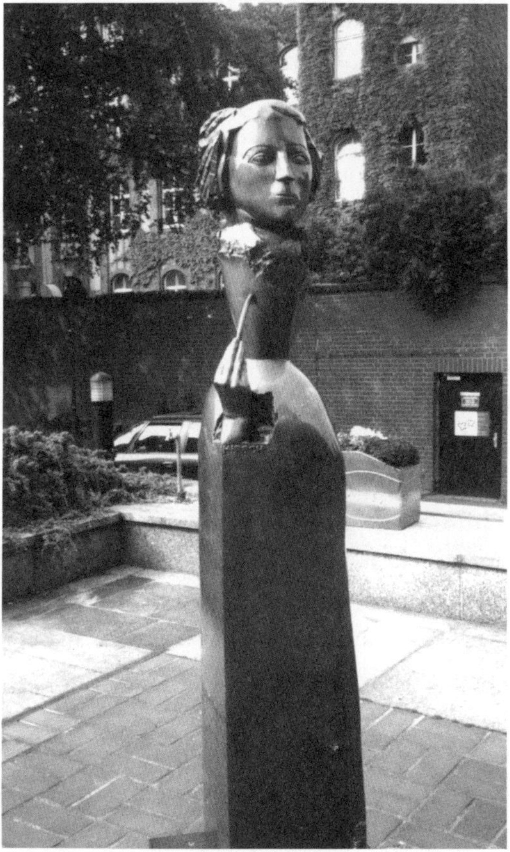

Denkmal für Rahel Hirsch auf dem Charité-Gelände

Rahels Großvater – Begründer der Neo-Orthodoxie

Ihr Großvater war der berühmte Rabbiner der Frankfurter Austrittsgemeinde, Samson Raphael Hirsch, der Begründer der Neo-Orthodoxie. Er schuf den Begriff »Torah im Derech Erez«, also »Torah mit dem Weg des Landes«. Das bedeutet, ein streng orthodoxes jüdisches Leben zu führen, gleichzeitig aber in der nichtjüdischen Umwelt zu leben und sich für die Wissenschaften zu interessieren.

Er studierte ab 1829 Klassische Sprachen, Geschichte und Philosophie in Bonn. In seiner orthodoxen Gemeinde in Frankfurt führte er die Predigt in deutscher Sprache ein und sorgte dafür, dass in den jüdischen Schulen auch säkulare Fächer unterrichtet wurden.

So kam es, dass Rahels Vater Mendel, der der älteste Sohn von Rabbiner Hirsch war und während dessen Zeit als Landrabbiner 1833 in Oldenburg geboren wurde, ein sehr gebildeter Mann war, gleichzeitig aber überaus fromm. Er hatte Philosophie, Literatur und Geschichte bei Leopold von Ranke studiert und 1854 promoviert. Seine jüdischen Studien, die er wie alle Jungen aus orthodoxem Haus im Alter von 3 Jahren mit dem »Cheder«, der Religionsschule, begonnen hatte, schloss er 1859 mit der Smicha, dem Rabbinerdiplom, ab.

Allerdings wollte er nie als Rabbiner tätig sein, sondern unterrichtete an der von seinem Vater in Frankfurt gegründeten Realschule und Höheren Töchterschule der Israelitischen Religionsgemeinschaft. Er heiratete Doris Ballin, die auch aus einer berühmten Familie stammte, und hatte 11 Kinder mit ihr, 9 Mädchen und 2 Jungen. Rahel war das sechste Kind und fünfte Mädchen und wurde am 15. September 1870 in Frankfurt geboren.

Ausbildung und Studienwunsch

Als Nachfolger seines Vaters übernahm Mendel Hirsch die Leitung der Höheren Töchterschule. Diese Schule besuchte auch Rahel und ging anschließend auf das Lehrerinnenseminar in Wiesbaden. In jener Zeit war nämlich der Beruf der Lehrerin so ziemlich der einzige, den eine Frau ohne Probleme ergreifen konnte, außer der der Krankenschwester. Allerdings gab es als Lehrerin keine Karrieremöglichkeiten. Der Vater unterstützte offensichtlich ihren Studienwunsch, und sie unterrichtete auch zunächst an der Schule, an der der Vater nun Direktor war. Aber es war wohl nicht das, was sie letztendlich wollte. Sie muss sich schon längere Zeit mit dem Gedanken getragen haben, Medizin zu studieren (ihre beiden Brüder studierten inzwischen übrigens Zahnmedizin). Da es aber keine persönlichen Aufzeichnungen von ihr gibt, außer den rein wissenschaftlichen, und auch kaum Briefe, kann man nur vermuten, was sie bewogen hat, diesen schwierigen Weg zu gehen. Denn schwierig war der Weg immer noch, auch wenn sie nicht die erste Frau war, die

Medizin studierte. Doch in Deutschland war das im Jahre 1898, als Rahel im »fortgeschrittenen« Alter von 28 Jahren mit dem Studium begann, ein unerhörtes Begehren und vollkommen unmöglich. Es gab noch gar keine Zulassung für Frauen zum Medizinstudium, dafür mussten die Frauen ins Ausland gehen. Es gab aber auch noch keine einzige Schule in Deutschland, an der Mädchen das Abitur hätten ablegen können, wenn es ihnen überhaupt erlaubt gewesen wäre. Nach dem Gesetz waren zur Reifeprüfung nur männliche Schüler zugelassen.

Zwar gab Helene Lange in Berlin ab 1889 sogenannte »Realkurse für Frauen«, in denen sie junge Frauen in sechs Jahren auf das Abitur vorbereitete, und ab 1893 wurden diese Kurse in vierjährige Gymnasialkurse umgewandelt mit externem Abitur an einem (Jungen-)Gymnasium. Aber dieses Abitur berechtigte immer noch nicht zum Studium an einer deutschen Universität.

Zulassung zum Medizinstudium

In den USA wurden Frauen schon 1850 zum Medizinstudium zugelassen, in Russland 1872, in England 1874, in der Schweiz 1864, in Österreich-Ungarn 1897 und in Griechenland 1890, um nur einige Beispiele zu nennen. In Deutschland dauerte es noch bis Ende 1899, bis eine Frau regulär Medizin studieren durfte. In diesem Jahr konnte sich die erste Frau an der Universität Freiburg immatrikulieren, im Jahr darauf folgte die Ruprecht-Karl-Universität in Heidelberg. Andere deutsche Universitäten schlossen sich zögernd an. Aber noch bis zum Ende des Ersten Weltkriegs konnte ein Hochschullehrer Frauen von seinen Vorlesungen ausschließen. Die meisten der Ärztinnen, die vor der Jahrhundertwende in Deutschland praktizierten, hatten in der Schweiz studiert und dort auch ihren Doktortitel erworben. Sie durften sich in Deutschland nicht »Ärztin« nennen und wurden von ihren männlichen Kollegen schief angesehen, da ihnen – zwangsläufig – die staatliche Anerkennung fehlte. Im letzten Jahrzehnt des 19. Jahrhunderts war es den Professoren immerhin freigestellt, einzelne

Frauen als Gasthörerinnen in ihren Vorlesungen zu akzeptieren. Ein reguläres Medizinstudium war aber, wie schon erwähnt, erst ab dem Wintersemester 1899/1900 möglich, als das Land Baden als erstes Land im Deutschen Reich die Zulassungsbestimmungen an seinen Universitäten zugunsten der Frauen änderte.

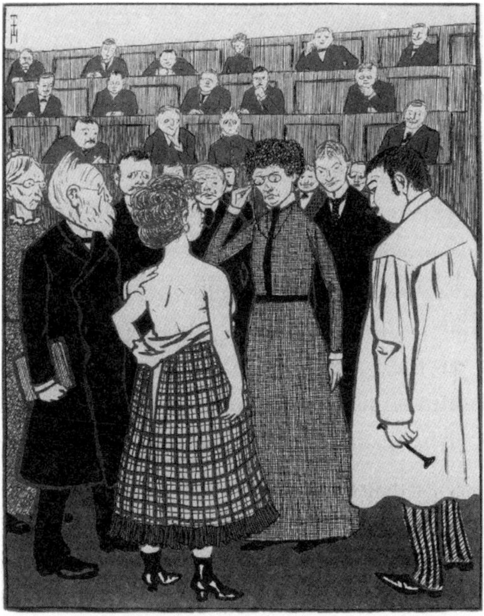

»Kandidatin, sagen Sie mir, was fällt Ihnen an der Patientin auf?« – »Daß das Mensch einen seidenen Unterrock anhat.«

»Sind Frauen überhaupt für den Arztberuf geeignet?«

Die enthusiastischen jungen Damen hatten es nicht leicht, zuerst an der Universität, wo ihnen mancher Professor seine Geringschätzung ihrer Fähigkeiten bewies, später dann in der Öffentlichkeit, wenn sich eine Debatte an der Frage entzündete, ob Frauen überhaupt für den Arztberuf geeignet seien. Die männlichen Kollegen bestritten dies vehement und begründeten ihre Ablehnung damit, dass »die Natur des Weibes den körperlichen und geistigen Anforderungen des Medizinstudiums und des Arztberufes nicht gewachsen sei«. Die Frauenbewegung hielt dagegen, es sei notwendig, weibliche Ärzte zu haben, da sich viele Frauen und Mädchen aus einem natürlichen Schamgefühl heraus niemals einem männlichen Arzt anvertrauten. Außerdem eigneten sich die den Frauen nachgesagten typisch weiblichen Eigenschaften wie Einfühlungsvermögen und Geduld in besonderem Maße zur Ausübung des Arztberufes. Der Historiker Golo Mann zitiert in seinen »Erinnerungen und Gedanken – Eine Jugend in Deutschland« seine Urgroßmutter, die

Schriftstellerin und Frauenrechtlerin Hedwig Dohm. Sie hatte auf die Äußerung des bekannten Berliner Arztes Dr. von Bischoff, ihres geringen Großhirns wegen sei die Frau nicht für den Arztberuf geeignet, überdies sei sie zu weich, zu unsicher hin und her schwankend und viel zu zart, geantwortet: »Und warum dürfen denn die Hebammen ihr Zartgefühl abstumpfen, und die Köchinnen und die Schlächterfrauen mit ihrem blutigen Fleisch und jene Weiber, die an missduftenden Orten struppige Besen handhaben?? Ich bin überzeugt, wenn das tägliche Honorar für eine Krankenwärterin zehn Goldstücke betrüge, so würde kein Beruf der Welt weniger für eine Frau geeignet sein, als dieser; keiner würde die Schamhaftigkeit mehr verletzen... Hand aufs Herz, Herr von Bischoff, was würden Sie mit Ihrer Köchin tun, die den Aal, den Sie so gern essen, abzuschlachten sich weigerte, und sich bei Ihnen mit ihrem Zartgefühl entschuldigte? Wenn die Köchin, Herr von Bischoff, von ihrem zappelnden Huhn oder Fisch keinen Ohnmachtsanwandlungen sich zu unterziehen braucht, um ihre Weiblichkeit zu beweisen, wenn Sie Hebammen, Schlächterfrauen, Krankenwärterinnen u. s. w. ruhig gewähren lassen; ohne gegen sie zu polemisieren – so verdammen Sie auch die Ärztin nicht, weil sie gesunde Nerven hat... etc.«. Die Vermutung liegt nahe, dass die männlichen Ärzte in erster Linie die weibliche Konkurrenz fürchteten. An der Universität Breslau führte ein Professor aus, er sei nicht in der Lage, den wissenschaftlichen Charakter seiner Vorträge zugunsten von hospitierenden Damen auf ein mehr populäres Niveau zu drücken. Auch wolle er den Damen nicht zumuten, an Vorträgen teilzunehmen, die über ihren Bildungsgrad hinausgehen – »bei aller Würdigung des Strebens der Frauen nach Höherem«. Ein anderer verabschiedete seine Gasthörerinnen stets mit »Auf Nimmerwiedersehen«. Wieder ein anderer ließ verbreiten: »In dem hohen Alter, in dem ich stehe, würde mir die Umstimmung eine zu große Mühe bereiten. In den 25 Jahren meines Professorrates hat sich bei mir eine bestimmte Art ausgebildet, die Dinge frei und unbefangen vorzutragen, die für Damen nicht geeignet ist.« Die Studentinnen – in diesem Fall Clara Immerwahr, die als erste Frau an der Universität Breslau im Fach Physikalische Chemie promoviert wurde – ließen sich durch diese mühsamen Ausflüchte allerdings nicht abschrecken.

Die Schweiz – ein Ausweg für Medizin-Studentinnen

In der Schweiz hatte die erste Frau – eine Russin – schon 1867 ihr Medizinstudium abgeschlossen und wurde noch im selben Jahr promoviert. Studentinnen aus Deutschland gingen allein schon wegen der Sprache gerne in die Schweiz, aber vor allem deswegen, weil die Schweizer Hochschulen kein Abiturzeugnis von ihnen verlangten. Es genügte der Nachweis über bestimmte Vorstudien, z. B. Kenntnisse in Latein für angehende Medizinerinnen. Und solange es in Deutschland unmöglich war, die Reifeprüfung zur Erlangung der Hochschulreife abzulegen, blieb den Frauen keine andere Möglichkeit.

Rahel Hirsch hatte sich durch Privatunterricht in Frankfurt und Zürich auf die Reifeprüfung vorbereitet und legte diese im April 1899 ab.

1903 Dissertation in Straßburg

So begann Rahel ihr Medizinstudium in Zürich, setzte es dann aber, da sich ja inzwischen die Zulassungsbedingungen für Frauen in einzelnen deutschen Ländern geändert hatten, in Straßburg und Leipzig fort. Am 4. Juli 1903 legte sie in Straßburg ihr Staatsexamen ab und wurde kurz darauf zum Dr. med. promoviert; ihre Dissertation trug den Titel »Ein Beitrag zur Lehre von der Glykolyse«.

Meyers Lexikon erläutert den Begriff Glykolyse wie folgt: »In fast allen Lebewesen ablaufender mehrstufiger enzymatischer Abbau der Glucose zur Energiegewinnung (ATP-Synthese). Aus einem Glucosemolekül entstehen unter anaeroben Bedingungen (Gärung) zwei Moleküle Milchsäure (Lactat; z. B. beim arbeitenden Muskel) oder zwei Moleküle Äthanol (bei der Hefegärung), unter aeroben Bedingungen zwei Moleküle Brenztraubensäure (Pyruvat), die über Acetyl-Coenzym A im Zitronensäurezyklus weiter abgebaut werden.«

Kurz gesagt und allgemeinverständlicher: Glykolyse ist ein Stoffwechselvorgang der Zellen, bei dem Glucose (Traubenzucker) unter Energiegewinnung zu Milchsäure abgebaut wird. Die Glykolyse findet vor allem in den Muskeln zur Energiebereitstellung statt.

Die ersten in der Schweiz ausgebildeten Ärztinnen hatten es in Deutschland schwer, weil kaum eine Klinik bereit war, sie als Assistenzärztinnen einzustellen und erst recht nicht, sie dann auch zu bezahlen. Und wenn sie eine Praxis eröffneten, durften sie weder Geburts- noch Totenscheine ausstellen, die Krankenkassen durften mit ihnen keine Verträge abschließen. Überdies nahmen Berufsvereinigungen Ärztinnen mit Schweizer Examen nicht auf.

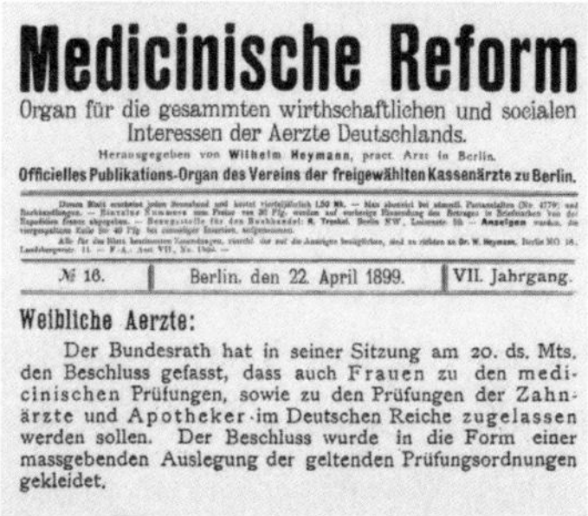
Medicinische Reform

Organ für die gesammten wirthschaftlichen und socialen Interessen der Aerzte Deutschlands.

Herausgegeben von Wilhelm Heymann, pract. Arzt in Berlin.

Officielles Publikations-Organ des Vereins der freigewählten Kassenärzte zu Berlin.

№ 16. | Berlin, den 22. April 1899. | VII. Jahrgang.

Weibliche Aerzte:

Der Bundesrath hat in seiner Sitzung am 20. ds. Mts. den Beschluss gefasst, dass auch Frauen zu den medicinischen Prüfungen, sowie zu den Prüfungen der Zahnärzte und Apotheker im Deutschen Reiche zugelassen werden sollen. Der Beschluss wurde in die Form einer massgebenden Auslegung der geltenden Prüfungsordnungen gekleidet.

Anstellung an der Charité

Nach Erlangung der Doktorwürde an einer deutschen Universität war es für Rahel vergleichsweise leichter, ihr nächstes Ziel zu erreichen: Sie strebte eine Stelle als Assistenzärztin an der Berliner Charité an. Die Charité war neben Paris und Wien eines der drei wichtigsten Krankenhäuser der damaligen Zeit und wurde schon 1710 durch König Friedrich I. von Preußen als Pesthaus vor den Toren der Stadt gegründet. Nach dem Sieg über die Pest wurde das Haus 1727 unter dem Namen »Charité« (Barmherzigkeit) Heil- und Lehranstalt und gehörte seit 1809 zur Berliner Universität. Berühmtheiten wie Rudolf Virchow, Robert Koch, Emil von Behring und Paul Ehrlich wirkten dort. Rahel verdankte die Möglichkeit, in die männliche Domäne der Charité eindringen zu können, u. a. auch dem Wechsel an der Spitze der II. Medizinischen Klinik. Der neue Chef war Professor Friedrich Kraus, der statt der bisher an der Charité üblichen Militärärzte eine Reihe junger Zivilärzte einstellte, darunter auch Rahel Hirsch und Theodor Brugsch.

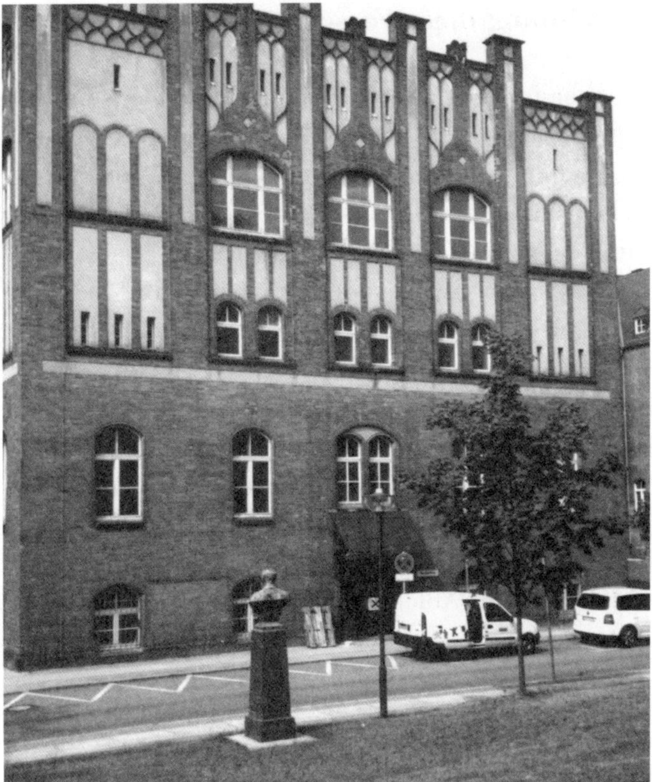

Teilansicht der Klinik für Innere Medizin der Charité

Ablehnung ihrer Forschungsergebnisse

Ihre erste Forschungsarbeit nach der Dissertation war zusammen mit Theodor Brugsch ein Aufsatz über die Frage, welche Stoffe im Blut eines Menschen ansteigen, der über einen längeren Zeitraum hinweg keine feste Nahrung zu sich nimmt. Versuchsobjekte gab es genug, denn eine beliebte Jahrmarktsattraktion jener Zeit waren Hungerkünstler. Ihre nächste Arbeit »Über das Vorkommen von Stärkekörnern im Blut und im Urin« veröffentlichte sie nach vielen aufwändigen Versuchen 1906 in der »Zeitschrift für experimentelle Pathologie«. Bei einem Vortrag zum gleichen Thema vor der »Gesellschaft der Ärzte der Charité« am 7. November 1907 erntete sie nur Ablehnung.

Offensichtlich fiel es den Kollegen zu schwer, von einmal Gelerntem, nämlich dass Blut und Urin nur gelöste Stoffe aufnehmen könnten, zu lassen und Rahels Beweise anzuerkennen. Beweise, die zeigten, dass Stärke in Blut und Urin nicht in gelöster Form, sondern als Partikel vorkommt. Es gibt zwei verschiedene Versionen der Reaktionen des erlauchten Kollegiums. Nach der einen habe eisiges Schweigen geherrscht, nach der anderen fiel in das Schweigen eine Stimme, die unüberhörbar höhnte: »Der ist wohl die Puderquaste in den Nachttopf gefallen!« Man bedenke, welche Zumutung es für die Herren ohnehin schon war, einem Fräulein Doktor zuhören zu müssen! Für Rahel dürfte die ablehnende Haltung der Kollegen keine Überraschung gewesen sein, denn sie schloss ihren Vortrag mit den Worten: »Das Erkennen dürfte hier weniger schwierig sein, als das Bekennen.«

Wahrscheinlich führte sie diesen öffentlichen Misserfolg auf die Tatsache zurück, dass sie eine Frau war und als Wissenschaftlerin noch nicht bekannt. Denn sie war sich ihrer Sache ganz sicher, experimentierte ständig, verwendete immer wieder Kartoffelstärkekörner, die sich unverändert im ausgeschiedenen Harn wiederfanden, und verfasste exakte Protokolle über den Versuchsablauf. Sie hätte sich aber damit trösten können, dass es anderen, und zwar männlichen Kollegen, nicht viel besser erging.

Als eine Forschergruppe vor dem selben Gremium 1905 über die Entdeckung des Syphiliserregers berichtete, stießen sie ebenfalls auf einhellige Ablehnung.

Es ist allerdings erstaunlich, dass auch keine Anerkennung erfolgte, als kurz vor dem I. Weltkrieg der Physiologe Friedrich Verzàr in Budapest Rahels Experimente über die Durchlässigkeit der Darmschleimhaut wiederholte und zu genau den gleichen Ergebnissen kam wie sie. Er war zuvor äußerst skeptisch gewesen, wie er selber schrieb. Und prompt gerieten auch seine Resultate in Vergessenheit, weil sie, so meinte er, wegen der großen Unglaubwürdigkeit von niemandem sonst überprüft worden seien.

Späte Anerkennung

Im Laufe der Jahre geriet ihre Urheberschaft vollständig in Vergessenheit, bis Gerhard Volkheimer, Assistenzarzt an der Charité, 1957 zufällig auf ihre früheren Experimente stieß. Er wiederholte ihre

Versuche auch mit anderen Materialien als Stärke in einer gewissen Größe und fand heraus, dass diese Partikel auf bestimmten Wegen den Organismus wieder verlassen, nämlich in unveränderter Form über die Niere. Genau dies hatte Rahel Hirsch fünfzig Jahre zuvor festgestellt.

Dr. Volkheimer sorgte für die wissenschaftliche Rehabilitierung von Rahel Hirsch, indem er ihre Entdeckung den »Hirsch-Effekt« nannte. Heutzutage benutzt man die Durchlässigkeit der Nierenwand schon seit langem für diagnostische Zwecke (Kontrastmittel). In den 50er Jahren war Dr. Volkheimer Assistent bei Theodor Brugsch, der nach dem Zweiten Weltkrieg Ordinarius für Innere Medizin an der Charité geworden war, und obwohl er natürlich von Dr. Volkheimers Recherchen wusste, erwähnte er Rahel Hirsch und ihre Forschungen mit keinem Wort in seinen ansonsten sehr ausführlichen Memoiren, auch nicht, dass er in ihrer beider Anfangsjahren einige Projekte mit ihr zusammen durchgeführt hatte. Über die Gründe für sein Schweigen kann man nur spekulieren.

Leitung der Poliklinik

Rahel Hirsch wandte sich nach dem Debakel anderen Problemen der Inneren Medizin zu: Fieber und Wärmehaushalt, Diabetes mellitus, Morbus Basedow, Fettsucht. 1908 wurde ihr die Leitung der Poliklinik der II. Medizinischen Klinik übertragen. Sie hielt Vorträge, arbeitete zusammen mit Theodor Brugsch und Professor Kraus an der »Speziellen Pathologie und Therapie innerer Krankheiten« und schrieb zwei kleinere Bücher, 1913 »Körperkultur der Frau« und 1914 »Unfall und innere Medizin«.

Erst mit ihrem Lehrer Professor Kraus zusammen, später ohne ihn, verfasste sie als Obergutachterin medizinische Gutachten für Gerichte und Versicherungen. Das war so ziemlich ihre einzige Einnahmequelle, denn Assistenzärzte arbeiteten ohne Gehalt. Und in der wissenschaftlichen Forschung waren Frauen immer noch stark benachteiligt. Es war sozusagen ein Luxus, den man privat finanzieren musste.

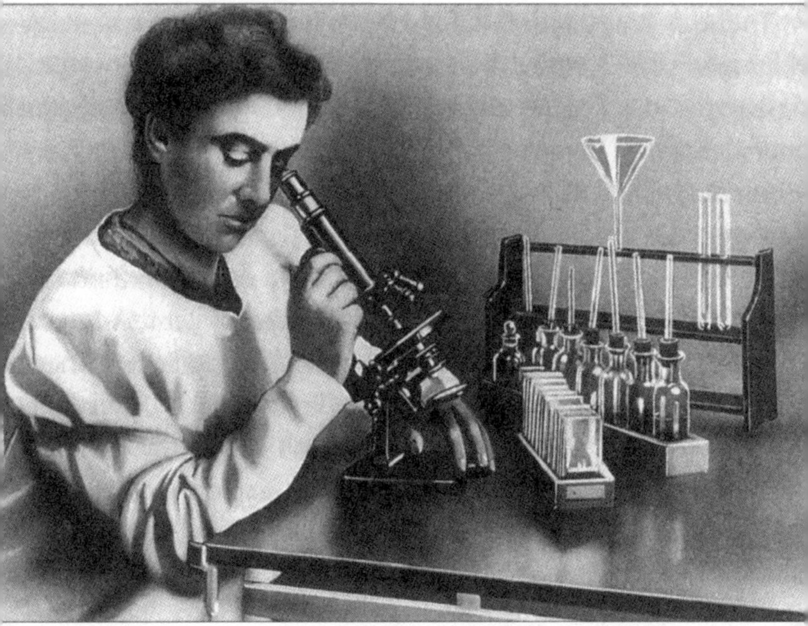

Dr. Rahel Hirsch am Mikroskop

So arbeitete z. B. die Bakteriologin Lydia Rabinowitsch-Kempner jahrelang am Robert-Koch-Institut und an der Charité – ohne Gehalt. Sie forschte über Rindertuberkulose und erreichte immerhin die Einführung tuberkulosefreier Säuglingsmilch. Sie war übrigens die zweite Frau in Deutschland, die für ihre wissenschaftlichen Leistungen den Professorentitel verliehen bekam.

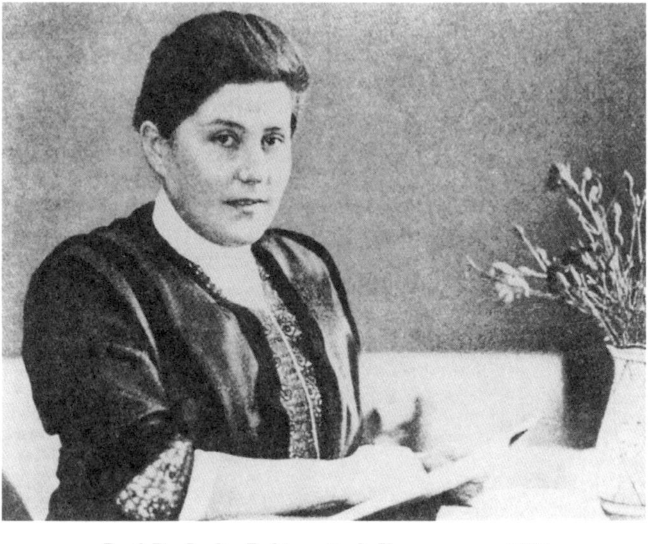

Prof. Dr. Lydia Rabinowitsch-Kempner, um 1915

1913 Verleihung des Prädikats »Professor«

Am 5. November 1913 wurde Rahel Hirsch »in Rücksicht auf ihre anerkennenswerten wissenschaftlichen Leistungen das Prädikat Professor« verliehen, als erster Ärztin in Preußen und dritter Frau in Deutschland.

Aber diese Auszeichnung, so erfreulich sie auch war, war ein reiner Ehrentitel ohne Lehrverpflichtung und ohne Gehalt. Die Habilitation, Voraussetzung dafür, einen Ruf als ordentlicher Professor zu bekommen, gab es für Frauen erst ab 1920. Und es sollte dann noch weitere vierzig Jahre dauern, bis die erste Ärztin einen Lehrstuhl erhielt. Hätte Rahel auf einer Vergütung als Professorin bestanden, wäre ihr wahrscheinlich der Titel nicht verliehen worden.

Es ist allerdings unverständlich, warum Rahel für die Leitung der Poliklinik der II. Medizinischen Klinik kein Gehalt erhielt. Es ist zu vermuten, dass ihr Kollege Brugsch, der seit 1906 der persönliche Assistent von Professor Kraus war, eine entsprechen-

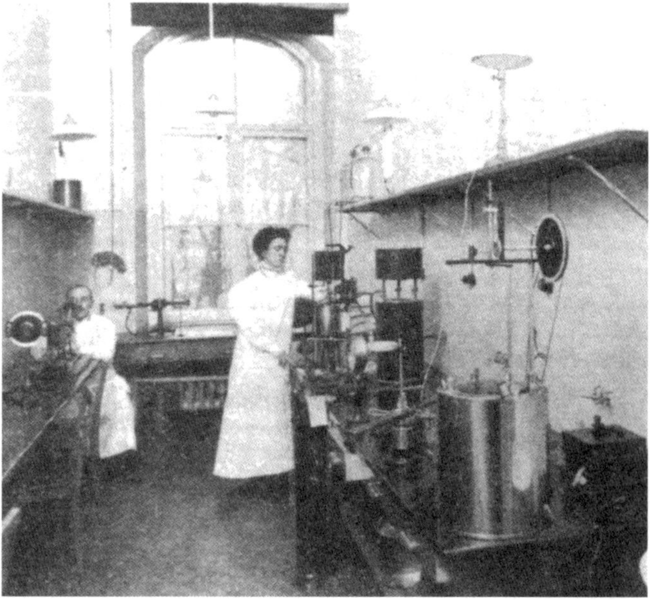

Dr. Rahel Hirsch im Physikalischen Zimmer

Der Minister der geistlichen und Unterrichts-Angelegenheiten

U I Nr. 7383.1

Berlin W 8 den 5. November 1913.

G. 2516.

Eingegangen
8 - NOV. 1913
Königl. Charité-Direction

Auf den Bericht vom 22. Oktober d. Js.

Joh habe [der Assistentin bei der II. Medizinischen Klinik des Charitékrankenhauses Fräulein Dr. Rahel Hirsch] hier in Anerkennung ihrer wissenschaftlichen Leistungen das Prädikat Professor beigelegt.

Ew. Hochwohlgeboren ersuche ich ergebenst, ihr das anliegende Patent nebst Begleitschreiben gefälligst auszuhändigen.

Die vorgelegten Druckschriften folgen hiermit zurück.

(Unterschrift)

An den Herrn Direktor der II. Medizinischen Klinik hier NW 6 Charité

Abschrift zur Kenntnisnahme.

An

die Königliche Charité-direktion

h i e r .

Verleihung des Prädikats »Professor«

de Vergütung erhielt. Sie musste daher eine Praxis eröffnen, um sich ihren Lebensunterhalt zu verdienen. Und während sie ihre Zeit nun zwischen der Klinik und der Praxis aufteilte, lag doch ihr eigentliches Interesse auf dem Gebiet der medizinischen Forschung. So schaffte sie es immerhin, in jenen Jahren an der Charité dreißig wissenschaftliche Arbeiten zu veröffentlichen.

Als »weiblicher Arzt«

Rahel Hirsch fühlte sich der Aufklärung der Frauen in Hygiene- und Ernährungsfragen verpflichtet, sie verstand sich als »weiblicher Arzt«. Die Hilfe, die sie leistete, war nicht nur medizinisch, sondern ebenso psychologisch. Aus ihrer Arbeit an der Poliklinik wusste sie, wie unterernährt und entkräftet die Frauen besonders in den Kriegsjahren waren. Zudem war bei den Frauen nach vielen Schwangerschaften die Senkung der Baucheingeweide, die Enteroptose, weit verbreitet. Nach Rahels Meinung mussten Schwangerschaft und Geburt nicht zwangsläufig zur

Berlin, den 15. Dezember 1917.

Im Einverständnis mit Herrn Geheimrat K r a u s bitte ich die Charitedirektion ganz ergebenst um Urlaub vom 21. Dezember 1917 bis zum 3. Januar 1918 zum Besuche einer schwerkranken Verwandten nach Frankfurt a/M.

Prof. Rahel Hirsch

Assistentin der II. med. Klinik.

Urlaubsantrag von 1917

Enteroptose führen. Sie empfahl Gymnastik, Selbstmassage und kräftigende Diät. Hier sah sie ein weites Betätigungsfeld für Hebammen, die allerdings entsprechend ausgebildet werden müssten. Sie wandte sich vehement auch gegen die Unsitte, »die Ernährungsfrage durch über den ganzen Tag fortgesetztes Kaffeetrinken« zu lösen. Ihr Gegenmittel war »Kräftigung der Gesamtmuskulatur des Weibes von frühester Kindheit an« und »Erziehung zu zweckmäßiger Ernährung«.

Sport für Frauen lag ihr schon immer am Herzen, seit sie zusammen mit ihren Geschwistern in ihrem Elternhaus nicht nur zur geistigen, sondern auch zur körperlichen Beweglichkeit angehalten wurde. Daher sprach sich Rahel Hirsch entschieden gegen das Frauenideal ihrer Zeit aus, bleichsüchtig, schwächlich und zart zu sein. Sie plädierte dagegen für Reiten, Radfahren, Tennisspielen und Gymnastik für junge Mädchen ebenso wie für junge Männer, allerdings in dafür geeigneter Kleidung.

»Schlaffe Muskeln«, so schrieb sie, »beeinträchtigen die Haltung. Grazie ist einfach die zweckmäßige Benutzung der Muskelgruppen.« Aber Frauensport galt zu ihrer Zeit als eine Gefahr für die Moral, die weibliche Schönheit und die Gesundheit. »Haltung bewahren« hieß das oberste Gebot für jede Dame, die nicht ihren Ruf ruinieren wollte. Frauen mussten aufrecht gehen, durften niemals die Balance verlieren oder ihre Würde durch »unweibliches« Verhalten aufs Spiel setzen. Die Aufgabe der Damen der Mittelklasse und Oberschicht beschränkte sich darauf, die weibliche Schönheit zu präsentieren und Kinder zu gebären. Gleichzeitig wurden sie von den Männern als zarte Wesen mit einer delikaten Konstitution verehrt, und ihre angebliche körperliche Schwäche galt als Attribut ihrer Vornehmheit. Die körperliche Betätigung von Frauen wurde von der Gesellschaft nicht nur als roh und unästhetisch, sondern auch als gesundheitsschädigend angesehen; so warnten medizinische Ratgeber davor, zu starke Erschütterungen könnten die weiblichen Fortpflanzungsorgane funktionsuntüchtig machen.

Ein weiteres »medizinisches« Argument gegen den Frauensport war die Kurzatmigkeit der Frauen und ihre Neigung zu Ohnmachtsanfällen. Auf die Idee, dass das meistens zu eng geschnürte Korsett die Ursache für die häufigen Ohnmachten war, kamen erst einige wenige kritische Zeitgenossen.

Auch Rahel Hirsch wetterte in ihren Vorträgen gegen das Tragen eines Korsetts, das sie als Misshandlung des eigenen Körpers bezeichnete. Sie plädierte für weich fließende Kleider ohne extreme Betonung der Taille und ohne Rüschen und hohe steife Kragen.

Leichte Gymnastik sowie Fechten und Bogenschießen galten als vornehme Betätigungen, die eine gute Haltung förderten. Reiten hingegen verrohe die Stimme und den Teint, verleihe männliches Gebaren und verdrehe den Körper auf höchst unnatürliche Weise, urteilte ein männlicher Sportexperte. Der letzte Punkt nimmt nicht weiter Wunder, denn die Damen mussten in langen Röcken im Damensitz reiten. Auch Skilaufen war nur in langen Röcken gestattet, dennoch war es genau wie Tennis, das entgegen

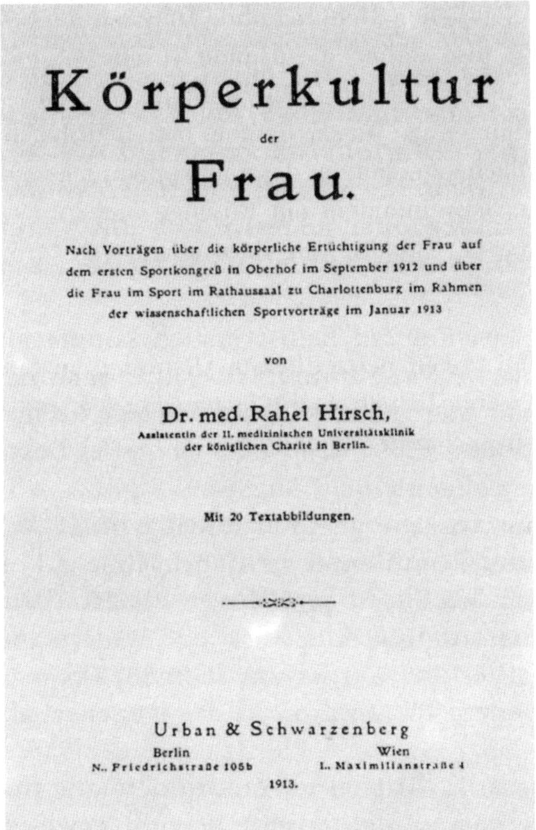

Körperkultur
der
Frau.

Nach Vorträgen über die körperliche Ertüchtigung der Frau auf dem ersten Sportkongreß in Oberhof im September 1912 und über die Frau im Sport im Rathaussaal zu Charlottenburg im Rahmen der wissenschaftlichen Sportvorträge im Januar 1913

von

Dr. med. Rahel Hirsch,
Assistentin der II. medizinischen Universitätsklinik der königlichen Charite in Berlin.

Mit 20 Textabbildungen.

Urban & Schwarzenberg
Berlin N., Friedrichstraße 105b
Wien I., Maximilianstraße 4
1913.

Titelbild der Schrift »Körperkultur der Frau«, Berlin/Wien 1913

der öffentlichen Meinung ohne Handschuhe gespielt wurde und daher die Hände ruinierte, bei den Damen sehr beliebt. Die wenigen, die sich zum Schwimmen ins Wasser trauten, hatten Mühe, an der Oberfläche zu bleiben, denn man ging nicht nur mit einem Schwimmkleid mit Rüschen und Puffärmeln ins Wasser, sondern trug dazu auch noch Strümpfe und Sandalen!

Zu den ersten neuzeitlichen Olympischen Spielen 1896 waren Frauen noch nicht zugelassen, erst 1928 durften sie daran teilnehmen.

Kriegszeit und Ausscheiden aus der Charité

Nicht nur auf sportlichem Gebiet trat Rahel Hirsch nachdrücklich für mehr Rechte für Frauen ein. Allerdings schloss sie sich nie offiziell der deutschen Frauenbewegung an. Sie war der Meinung, Männer trauten Frauen wegen ihrer angeblichen weiblichen Schwäche nichts zu, übersah dabei aber, dass Männer ihrer Generation die Macht nicht mit Frauen teilen wollten. Sie bekam das bald am eigenen Leib zu spüren.

Während der Kriegsjahre 1914 – 1918 leitete Rahel die Kliniken der Charité allein, da die Professoren Kraus und Brugsch Dienst in Lazaretten an der Front taten. Man kann sich leicht vorstellen, welche Verantwortung auf Rahel in diesen Jahren lastete. Immerhin war ihr Kollege Brugsch nach seiner Rückkehr im Frühjahr 1919 des Lobes voll für die tüchtigen Frauen an der Heimatfront, womit er hoffentlich auch Rahel meinte.

Im selben Jahr verließ Rahel Hirsch die Charité. Der Grund hierfür ist offiziell nicht bekannt, aber die Vermutung liegt nahe, dass ihr Ausscheiden nach sechzehn Jahren mit Professor Brugsch zusammenhing, denn nun wurde ihm nach seiner Rückkehr aus dem Krieg im Frühjahr 1919 die Leitung der Poliklinik übertragen.

Eine klare Zurücksetzung für Rahel Hirsch, die diese Position seit über zehn Jahren innehatte. Aber Brugsch war verdienter Frontkämpfer, Rahel Frau – und Jüdin. So hatte sie die schlechteren Karten. Da ihr auch ein Lehrstuhl versagt blieb, zog sie die Konsequenzen.

Als niedergelassene Ärztin für Innere Medizin

Fortan widmete sie sich nur noch ihren Patienten in ihrer Praxis als niedergelassene Ärztin für Innere Medizin.

Zunächst in der heute nicht mehr existierenden Königin-Augusta-Str. 22, ab 1928 dann am Kurfürstendamm 220 hatte sie ein »modern eingerichtetes Institut mit Röntgenapparaten«. Dies war nun eine ganz modern eingerichtete internistische Praxis, Rahel hatte sich mit den neuen Röntgenapparaten vertraut gemacht und galt als Spezialistin auf dem Gebiet. Schon 1920 erschien ihr »Therapeutisches Taschenbuch der Elektro- und Strahlentherapie«. Es geht hierbei nicht nur um das bloße Durchleuchten, sondern auch um Heilmethoden mit den magischen Strahlen, Lichttherapie und Kurzwellenbestrahlung.

Nur wenige Entdeckungen haben die Medizin, aber auch Technik und Wissenschaft, so beeinflusst wie die Röntgenstrahlen. Als der Physiker Wilhelm

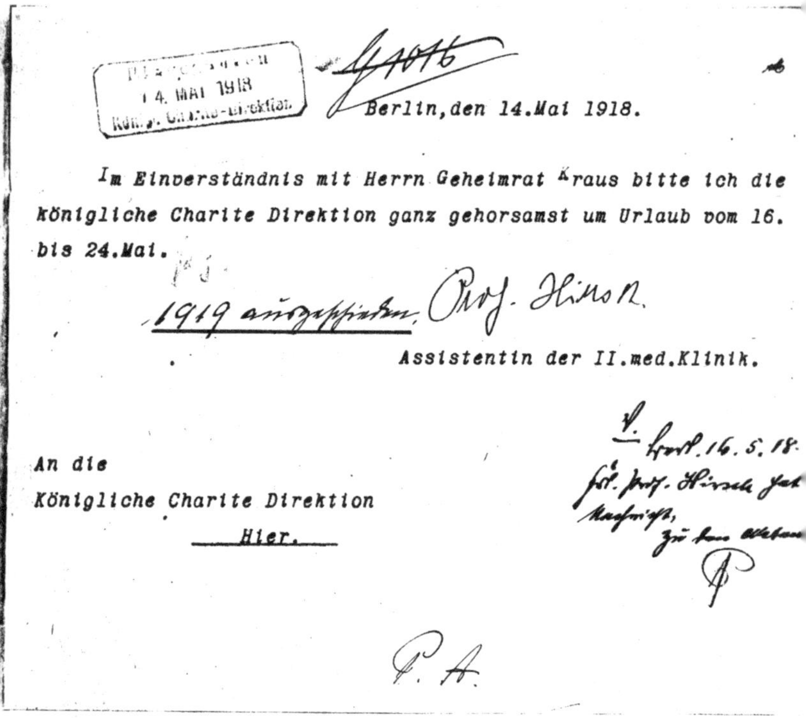

14. MAI 1918

Berlin, den 14. Mai 1918.

Im Einverständnis mit Herrn Geheimrat Kraus bitte ich die königliche Charite Direktion ganz gehorsamst um Urlaub vom 16. bis 24. Mai.

1919 ausgeschieden. Prof. Hirsch

Assistentin der II. med. Klinik.

An die

Königliche Charite Direktion

Hier.

Urlaubsantrag von 1918 mit dem lapidaren Vermerk »1919 ausgeschieden«

Conrad Röntgen am Abend des 8. November 1895 mit Kathodenstrahlen experimentierte, entdeckte er eher zufällig diese Strahlen, die er zunächst wegen ihrer unbekannten physikalischen Eigenschaften »X-Strahlen« nannte. Erst während des einzigen öffentlichen Vortrags, den Röntgen je hielt, wurden die Strahlen am 23. Januar 1896 offiziell nach ihm benannt. Im angelsächsischen Raum heißen sie heute noch »X-rays«.

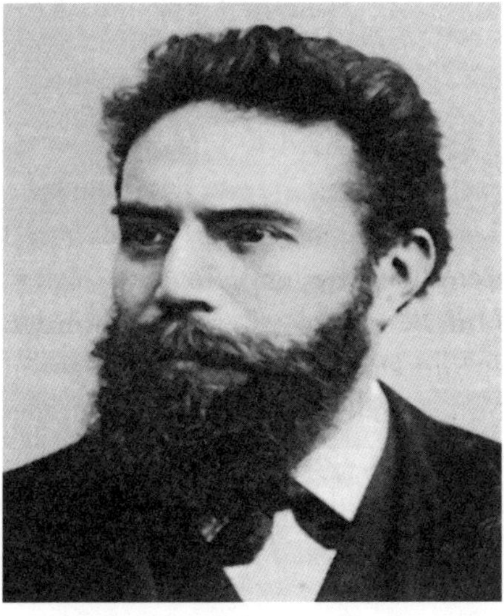

Wilhelm Conrad Röntgen

Die Röntgenstrahlen-Euphorie

Die Entdeckung der Röntgenstrahlen löste nicht nur in der Medizin, sondern vor allem in der Gesellschaft eine unbeschreibliche Euphorie aus. Interessierten normalerweise physikalische Entdeckungen nur einen kleinen Kreis von Fachleuten, so war es diesmal anders. Die Bevölkerung brannte darauf, Einzelheiten zu erfahren, denn hier ging es um etwas, was bisher verborgen gewesen war: Das Innere des eigenen Körpers.

Auf Gesellschaften gab es bald keine größere Attraktion als einen Röntgenapparat, mit dem den ganz Abend lang Fotos von den eigenen Händen und Füßen oder anderen Körperteilen gemacht wurden, die man dann reihum bestaunte. Ältere Leser werden sich auch noch an die Durchleuchtungsapparate in den größeren Schuhgeschäften erinnern, mit denen Verkäuferin und Eltern die Position des Kinderfußes in den alten und neuen Schuhen kontrollieren konnten.

Den größten Nutzen von der neuen Erfindung hatten einstweilen die Mediziner. Die neuen Strahlen bedeuteten eine Revolution, konnten Ärzte doch nun in den Menschen hineinsehen, was man auch reichlich tat, um Lage und Funktion seiner Organe besser verstehen zu können.

Allerdings ignorierte man die Gefährlichkeit dieser Strahlen, sofern man überhaupt davon wusste, und wandte sie im Gegensatz zu heute lieber einmal zuviel als zuwenig an. Erst als viele Physiker und Ärzte erkrankten und sogar starben, lernte man die Gefährlichkeit der Strahlung kennen und begann, sich zu schützen. Vor dem Krankenhaus St. Georg in Hamburg steht ein Grabstein, auf dem eindrucksvoll die Namen der Forscher und Mediziner aufgelistet sind, die an den Folgen ihres Umgangs mit Röntgenstrahlen starben.

Es ist zu vermuten, dass Rahels moderne Praxis im wohlhabenden Berliner Westen gut lief und ihr ein sicheres Einkommen garantierte. Über ihre näheren Lebensumstände in jener Zeit ist nicht viel überliefert. Zu ihrer Familie unterhielt sie keine engeren Kontakte. Vom orthodoxen Judentum hatte sie sich inzwischen entfernt.[1]

Sie hat nie geheiratet, wie so viele Ärztinnen der Pionierzeit. In dem Alter, in dem andere Mädchen heiraten, absolvierte sie die Lehrerausbildung, dann folgte das Medizinstudium. Zudem galt in Deutschland für Lehrerinnen die Verpflichtung ledig zu sein: Heirateten sie, mussten sie den Beruf aufgeben. Und noch später brauchte sie alle Kraft, um sich als Ärztin in einer Männerwelt durchzusetzen. Es ist nicht bekannt, ob sie das Ledigsein bedauerte, auch über ihren sicher existierenden Freundeskreis gibt es keine Erkenntnisse.

---

1 Diese beiden Hinweise verdanke ich Professor Mordechai Breuer, Jerusalem, dessen Vater ein Cousin von Rahel Hirsch war.

Die Machtergreifung 1933

Die Schwierigkeiten als jüdische Ärztin begannen sofort nach der Machtergreifung der Nationalsozialisten. »Nicht arischen« Ärzten wurde schon im April 1933 die Kassenzulassung entzogen. Die privaten Krankenversicherer zogen sofort nach, so dass nun auch Rahel die Auswirkungen der neuen Gesetze zu spüren bekam. Aber noch hielten ihr viele Patienten die Treue, noch durfte sie praktizieren. So wies sie den Gedanken an Emigration weit von sich. Allerdings verlegte sie ihre Wohnung und Praxis in die Meinekestr. 21, einer Querstraße des Kurfürstendamms. Aber selbst als man ihr wie allen anderen jüdischen Ärzten zum 30. September 1938 die Approbation entzog, glaubte sie noch an eine vorübergehende Schikane und weigerte sich, ihr Türschild mit Doktor- und Professorentitel zu entfernen. Das war gefährlich, denn jüdische Ärzte durften zwar nach einer »widerruflichen« Genehmigung durch das Innenministerium jüdische Patienten, und nur solche, behandeln, aber sie durften sich nicht mehr »Arzt«, sondern mussten sich »Krankenbehandler« nennen.

1938 Flucht nach England

Ein Freund mit Gestapo-Kontakten warnte sie Anfang Oktober 1938, denn sie war äußerst bedroht. Er brachte sie zu einem Treffpunkt, an dem Fluchthelfer sie in Empfang nahmen und nach England schleusten. Am 7. Oktober 1938 traf sie in London ein und kam bei ihrer Schwester Karoline unter.

Um in England als Ärztin arbeiten zu können, hätte sie die Examina wiederholen müssen. Dazu fühlte sie sich mit ihren 68 Jahren nicht mehr imstande. Sie fand aber eine Anstellung in einer Klinik als Laborassistentin und konnte damit zunächst ihren Lebensunterhalt bestreiten. Später arbeitete sie als Übersetzerin für die »Women's Voluntary Association«, war dabei aber auf Unterstützung durch einen Wohltätigkeitsfond angewiesen.

Aber diese Tätigkeiten entsprachen natürlich nicht ihren Fähigkeiten, und die Situation belastete sie sehr. Sie war mit Leib und Seele Wissenschaftlerin und Ärztin; Arztsein war ihr Lebensinhalt, und die

Unmöglichkeit, sich weiterhin um Patientin kümmern zu können, warf sie deutlich aus der Bahn. Nun war ihr der Boden unter den Füßen entzogen worden, sie begriff nicht, was da mit ihr geschehen war.

Wie so viele verkraftete sie das Emigrantenschicksal nicht und wurde immer stiller und in sich gekehrt. Zeitweilig litt sie unter Wahnvorstellungen, besonders, nachdem England sofort nach dem deutschen Einmarsch in Polen Deutschland den Krieg erklärte.

Die deutschen Luftangriffe auf England

Zur Vorbereitung einer deutschen Invasion in England bombardierte die deutsche Luftwaffe vom 13. August 1940 an britische Flottenverbände, Rüstungsindustrien, Luftabwehrstellungen und Stützpunkte der Royal Air Force in Südengland. Die englische Verteidigung entlang der Kanalküste sollte dadurch in kurzer Zeit zerschlagen werden. Aber das gelang nicht, die deutsche Luftwaffe stellte nach schweren Verlusten diese Großangriffe Mitte September 1940 ein, flog aber weiter Nachtangriffe auf London und andere Industriestädte.

London wurde vom 7. September bis zum 2. November 1940 täglich bombardiert, von da an in unregelmäßigen Abständen. Der letzte Luftangriff in der Nacht des 10. Mai 1941 war auch der schwerste mit 3000 Toten. Nach einer Pause von drei Jahren beschoss die deutsche Luftwaffe London 1944/45 mit den berüchtigten V1- und V2-Raketen. Zwar verbrachten die meisten Londoner die Bombennächte in ihren Wohnungen, aber eine große Zahl suchte

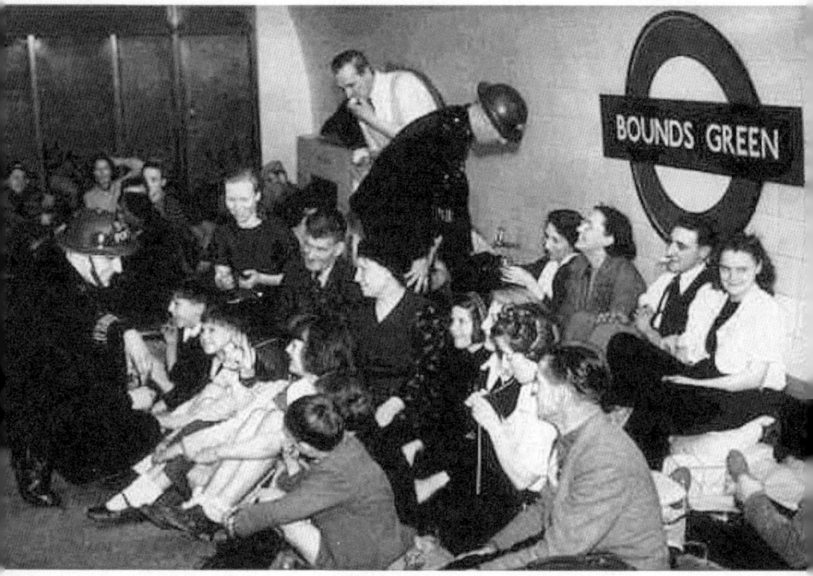

Tunnelstation der Londoner U-Bahn als Behelfsbunker

Schutz in den Tunnels der Londoner U-Bahn. So wurde die Station Highgate gleich zu Beginn der Angriffe im September 1940 als offizieller Bunker freigegeben.

In der eigentlich geschlossenen Station Down Street tagte das Kriegskabinett von Winston Churchill. Ein Teil der Piccadilly Line wurde als Lager für Kunstschätze genutzt. In diesen Notbunkern herrschte drangvolle Enge, und die sanitären Verhältnisse waren alles andere als ausreichend.

So folgten viele Londoner der Aufforderung der Behörden und ließen sich in den Norden Englands evakuieren. Auch Rahel Hirsch war darunter, sie zog nach Yorkshire. Ihr Gemütszustand besserte sich dadurch nur vorübergehend.

Die letzte Ruhe 1953

Sie fühlte sich nirgendwo mehr sicher und persönlich verfolgt. Vor allem hatte sie Angst, vergiftet zu werden. Bei Kriegsende kehrte sie nach London zurück und verbrachte die folgenden Jahre in verschiedenen Nervenheilanstalten. Zur psychischen Erkrankung kam dann noch eine Lungenkrankheit,

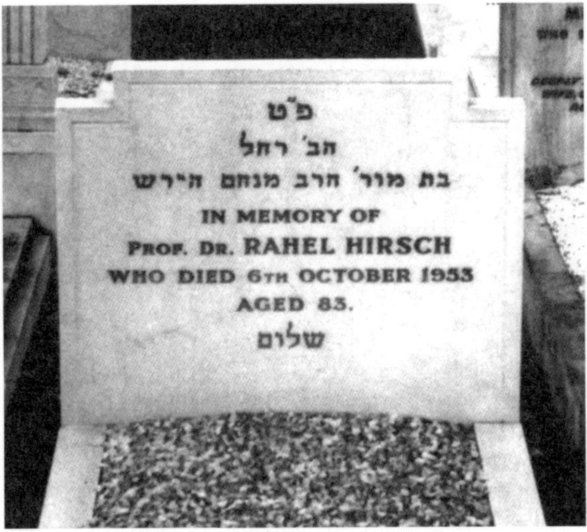

Das Grab auf dem Friedhof Bushey in London

der sie am 8. Oktober 1953 in der Nähe von Oxford erlag. Sie fand ihre letzte Ruhe auf dem jüdischen Friedhof in Bushey bei London.

Eine Würdigung ihrer Leistungen erfolgte posthum durch Professor Dr. G. Volkheimer, auf dessen Betreiben hin Rahel Hirsch in die »Galerie berühmter jüdischer Wissenschaftler« in Jerusalem aufgenommen wurde. Im Pschyrembel, dem Klinischen Wörterbuch, ist der von ihr entdeckte Effekt der Stärkeresorption aus dem Darm nun als »Hirsch-Effekt« aufgeführt. Auch von der Charité erfuhr sie außer dem eingangs erwähnten Denkmal eine weitere späte Ehrung: Die Charité vergibt ein Forschungsstipendium »Rahel Hirsch – Programm zur Förderung von Habilitandinnen der Charité zur Erhöhung des Anteils von Frauen an wissenschaftlichem Personal«.

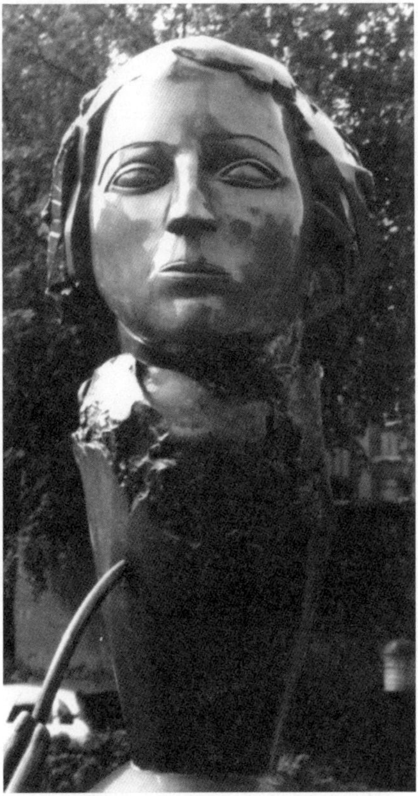

Literaturhinweise:

Adelheid Winkelmann (Erbe): Medizinhistorische Betrachtungen zum Hirsch-Effekt, Dissertation, Berlin 1965/1968
Berlinische Monatsschrift September 2003
NZZ vom 16.04.2000: Frauensport im 19. Jahrhundert
Sonja Chevalier: Fräulein Professor, Düsseldorf 1998
Gerit von Leitner: Der Fall Clara Immerwahr, München 1994
Eva Brinkschulte (Hg.): Weibliche Ärzte, Berlin 1993
Christian Zentner: Anmerkungen zu »Holocaust«, München 1979

Hedvah Ben Zev
geboren in Berlin, ist seit mehreren Jahren Vorstandsmitglied im Jüdischen Frauenbund in Deutschland. Sie gibt die Zeitung des Frauenbundes heraus und veröffentlichte im Jahre 2004 eine Festschrift zum 100-jährigen Bestehen des Frauenbundes. Sie hält auf den Seminaren des Frauenbundes Vorträge über die Stellung der Frau im Judentum im allgemeinen und über einzelne herausragende jüdische Frauen im besonderen. Sie ist mit Shimon Ben Zev, dem Kantor der Synagogen-Gemeinde Köln, verheiratet und eine überzeugte Anhängerin von »Torah im Derech Erez« von Rabbiner Samson Raphael Hirsch.

Abbildungsnachweise:
Bildarchiv Preußischer Kulturbesitz, Berlin – *6*
Hedvah Ben Zev – *9, 23, 57*
Charité-Annalen 1911, in »Weibliche Ärzte«, Herausgeber Eva Brinkschulte – *29*
Charité-Annalen 1911, in »Fräulein Professor«, Sonja Chevallier – *32*
Humboldt-Universität zu Berlin, Universitätsarchiv, Charité-Direktion, Nr. 487, Blatt 10, Blatt 14, Blatt 15 – *33, 35, 44*
»Weibliche Ärzte«, Herausgeber Eva Brinkschulte – 15, 21, 30, *39*
Internetseite www.snaithprimary.eril.net/ward3.htm – *53*
Prof. Dr. G. Volkheimer – *55*

Reihe jüdische Miniaturen

Pressestimmen

»Die ‚Jüdischen Miniaturen' sind gelungen – genau das, was man zum spontanen Lesen und zum Verschenken an aufmerksame Zeitgenossen braucht.»

Prof. Dr. Christoph Stölzl
Vizepräsident des Abgeordnetenhauses von Berlin

»...wunderbar kurz, präzise ... nach den von Ihnen abgehandelten Fragen wird man von jüdischen wie nichtjüdischen Menschen immer wieder angesprochen. Jetzt hat ‚Leben im Judentum' einen Namen: Heinrich Simon.»

Rabbiner Dr. Andreas Nachama

»Es handelt sich erklärtermaßen um Miniaturen, essayistisch und feuilletonistisch im Stil, angereichert jeweils durch zahlreiche Abbildungen, Momentaufnahmen aus dem großen Fundus der deutsch-jüdischen Beziehungsgeschichte. Nicht unerwähnt bleiben sollte ein eher banaler, gleichwohl praktischer Hinweis – die Miniaturen lassen sich allesamt in einem Zuge herunterlesen.
Zu empfehlen ist diese griffige Reihe zu einem günstigen Preis besonders einem jüngeren Lesepublikum. Und Lehrern mag die Lektüre in Zeiten wenig ausgeprägter Leseneugier als Unterrichtsmaterial ans Herz gelegt sein.»

Jüdische Allgemeine

»Die Miniaturen machen den Leser auf unkonventionelle Weise schnell bekannt mit der jeweiligen Persönlichkeit. Sie leisten ein erstes Vorstellen, eine fast noch flüchtige Begegnung, ohne oberflächlich zu sein. Man kann, ist die Lust geweckt, sich vertiefen. Eine umfangreiche Bibliographie hilft bei der Orientierung... Die Reihe ist besonders jungen Lesern anzuraten: Der Preis ist mit 5,90 Euro taschengeldfreundlich, das Format paßt in jede Jacke, die Sprache ist modern und das Lesepensum bewältigt man auf eineinhalb Regionalfahrten von Potsdam nach Berlin.»

Neues Deutschland

Reihe jüdische Miniaturen

LEBENSBILDER · KUNST · ARCHITEKTUR
Herausgegeben von Hermann Simon

Hermann Simon **Moses Mendelssohn** Gesetzestreuer Jude und deutscher Aufklärer	**Band 1** ISBN 3-933471-45-1
Christian Schölzel **Walther Rathenau** Industrieller · Schriftsteller · Politiker	**Band 2** ISBN 3-933471-44-3
Chana Schütz **Max Liebermann** Impressionistischer Maler · Gründer der Berl. Secession	**Band 3** ISBN 3-933471-47-8
Elisa Klapheck **Regina Jonas** Die weltweit erste Rabbinerin	**Band 4** ISBN 3-933471-48-6
Michael Hanisch **Ernst Lubitsch** Von der Berliner Schönhauser Allee nach Hollywood	**Band 5** ISBN 3-933471-54-0
Julius H. Schoeps **Theodor Herzl** Die Utopie des Judenstaates	**Band 6** ISBN 3-933471-55-9
Heinrich Simon **Jüdische Feiertage** Festtage im jüdischen Kalender	**Band 7** ISBN 3-933471-56-7
Heinrich Simon **Leben im Judentum** – Persönliche Feste und denkwürdige Tage –	**Band 8** ISBN 3-933471-66-4
Walter Nowojski **Victor Klemperer** Vom Romanisten zum Chronisten der Vorhölle	**Band 9** ISBN 3-933471-59-1
Sösemann / Frölich **Theodor Wolff** Journalist · Weltbürger · Demokrat	**Band 10** ISBN 3-933471-62-1
Elvira Groezinger **Glückel von Hameln** Kauffrau, Mutter und erste jüdisch-deutsche Autorin	**Band 11** ISBN 3-933471-61-3
Joanna Obruśnik **Jurek Becker** Gebor. Jude · Selbsternannter Atheist · Deutscher Schriftsteller	**Band 12** ISBN 3-933471-57-5
Nils Buch-Petersen **Oscar Tietz** Von Birnbaum/Provinz Posen z. Warenhauskönig v. Berlin	**Band 13** ISBN 3-933471-67-2
Anita Wünschmann **Anna Seghers** Jüdin, Kommunistin, Weltbürgerin – d. gr. Erzähl. d. 20. Jahrh.	**Band 14** ISBN 3-933471-68-0
Ralf Dose **Magnus Hirschfeld** Deutscher – Jude – Weltbürger	**Doppelband 15** ISBN 3-933471-69-9

Reihe jüdische Miniaturen

LEBENSBILDER · KUNST · ARCHITEKTUR
Herausgegeben von Hermann Simon

Klaus Schütz **Heinz Galinski**	**Band 16**
Ein Berliner unter dem Davidsschild	ISBN 3-933471-70-2
Hermann Simon **Die Synagoge Rykestraße**	**Band 17**
1904–2004	ISBN 3-933471-71-0
Michael Hanisch **Billy Wilder**	**Band 18**
Von Galizien nach Beverly Hills	ISBN 3-933471-72-9
Michael Schäbitz **Hans Rosenthal**	**Band 19**
Deutschl. unvergess. Quizmaster – Bewusster, stolzer Jude	ISBN 3-933471-73-7
Nora Goldenbogen **Die Dresdner Synagoge**	**Band 20**
Geschichte und Geschichten	ISBN 3-933471-74-5
Christian Schölzel **Albert Ballin**	**Band 21**
„Ein Schiffsherr ist's... Ein Kaiser neigt s. v. d. jüd. Mann..."	ISBN 3-933471-75-3
Хайнрих Зимон **Еврейские праздники**	**Band 22**
(Russische Ausgabe von Band 7 »Jüdische Feiertage«)	ISBN 3-933471-77-X
Marianne Büning **Jenny Hirsch**	**Band 23**
Frauenrechtlerin – Redakteurin – Schriftstellerin	ISBN 3-933471-81-8
Hedvah Ben Zev **Rahel Hirsch**	**Band 24**
Preußens erste Medizinprofessorin	ISBN 3-933471-82-6
Hoffmann/Schulmann **Albert Einstein**	**Doppelband 25**
1879–1955	ISBN 3-933471-83-4
Norbert Böttcher **Siegfried Marcus**	**Band 26**
Bedeutender Ingenieur und vielseitiger Erfinder	ISBN 3-933471-84-2
Хайнрих Зимон **Еврейские традиции**	**Band 27**
(Russische Ausgabe von Band 8 „Leben im Judentum")	ISBN 3-933471-85-0
Yvonne Domhardt **Alfred Dreyfus**	**Band 28**
degradiert – deportiert – rehabilitiert	ISBN 3-933471-86-9
Wolfgang Holtz/Klaus-Dieter Wille **Moses aus Dessau**	**Band 29**
Der Weg des Moses Mendelssohn nach Berlin 1743	ISBN 3-933471-87-7

Reihe jüdische Memoiren

Herausgegeben von Hermann Simon
Neue Synagoge Berlin – Centrum Judaicum

Meno Burg **Geschichte meines Dienstlebens** Band 1
Erinnerungen eines jüdischen Majors der preußischen Armee ISBN 3-933471-00-1

Jacob Teitel **Aus meiner Lebensarbeit** Band 2
Erinnerungen eines jüdischen Richters im alten Rußland ISBN 3-933471-03-6

Salomo Sachs **„Ich büße für meinen Glauben"** Band 3
Fünfzigjähriges Dienstleben u. literarisches Wirken In Vorbereitung ISBN 3-933471-04-4

Karl Schwarz **Jüdische Kunst – Jüdische Künstler** Band 4
Erinnerungen des ersten Direktors des Berliner Jüdischen Museums ISBN 3-933471-05-2

Martin Riesenburger **Das Licht verlöschte nicht** Band 5
Ein Zeugnis a. d. Nacht d. Faschismus – ein Berl. Rabbinerleben ISBN 3-933471-21-4

Elchanan Nathan Adler **Von Ghetto zu Ghetto** Band 6
Berichte eines jüdischen Reisenden ausgangs des 19. Jahrhunderts ISBN 3-933471-18-4

James Israel **Meine Reise zum Sultan** In Vorbereitung Band 7

Wolfgang Pintzka **Von Sibirien in die Synagoge** Band 8
Erinnerungen aus zwei Welten ISBN 3-933471-31-1

Rosemarie Schuder **Deutsches Stiefmutterland** Band 9
Wege zu Berthold Auerbach ISBN 3-933471-40-0

Magrit Delius **Gisela Jacobius – als Jüdin in Berlin** Band 10
„... sind wir am 9. Januar 1943 in den Untergrund gegangen" ISBN 3-933471-88-5

Christoph Hamann **Die Mühsams** Band 11
Geschichte einer Familie ISBN 3-938485-00-0

Christiane Hoff **Anna und Leon** Band 12
Ihre Lebenswege nachgezeichnet ISBN 3-938485-01-9

Sabine Hank und Hermann Simon (Bearbeiter) **2 Bände**
Feldpostbriefe jüdischer Soldaten 1914–1918 Sonderausgabe
Briefe ehemaliger Zöglinge an Sigmund Feist ISBN 3-933471-25-7 u. 33-8

Fräulein Rabbiner Jonas Sonderband Zweite Auflage
„Kann die Frau das rabbinische Amt bekleiden?" ISBN 3-933471-17-6